ARTHROTOMIE LARGE IMMÉDIATE

(DITE EN ∪)

DANS LES PLAIES ARTICULAIRES DU GENOU

SANS LESIONS OSSEUSES IMPORTANTES
ET AVEC PROJECTILE INCLUS

(Campagne 1914 1916)

PAR

Le Dr Henri PIERSON

Eleve de l'Ecole du Service de Santé Militaire
Médecin aide-major de 2e classe
(Armée d'Orient).

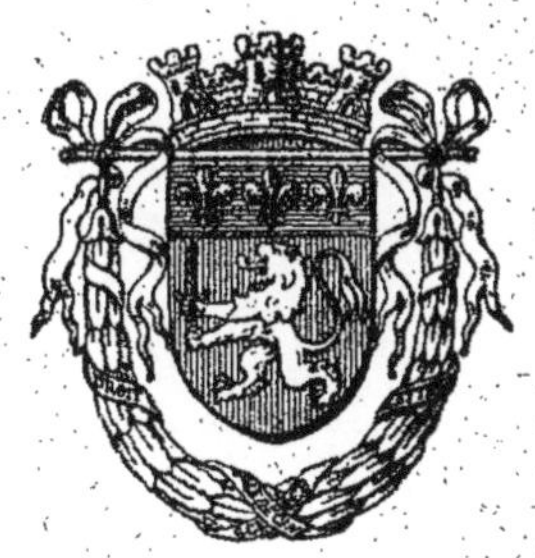

LYON

A. REY, IMPRIMEUR-ÉDITEUR DE L'UNIVERSITÉ
4 RUE GENTIL, 4

1917

ARTHROTOMIE LARGE IMMÉDIATE

(DITE EN U)

DANS LES PLAIES ARTICULAIRES DU GENOU

SANS LÉSIONS OSSEUSES IMPORTANTES
ET AVEC PROJECTILE INCLUS

(Campagne 1914-1916)

ARTHROTOMIE LARGE IMMÉDIATE

(DITE EN U)

DANS LES PLAIES ARTICULAIRES DU GENOU

SANS LÉSIONS OSSEUSES IMPORTANTES
ET AVEC PROJECTILE INCLUS

(Campagne 1914-1916)

PAR

Le Dr Henri PIERSON

Élève de l'Ecole du Service de Santé Militaire
Médecin aide-major de 2e classe
(Armée d'Orient).

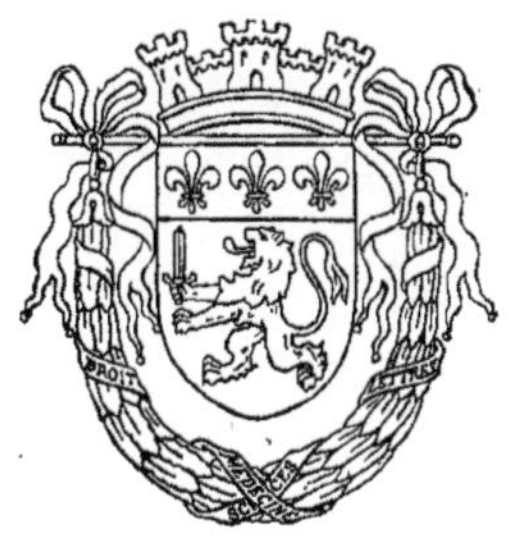

LYON

A. REY, IMPRIMEUR-ÉDITEUR DE L'UNIVERSITÉ
4 RUE GENTIL, 4

1917

A LA MÉMOIRE DE MA MÈRE

A MON PÈRE

Je dédie ce modeste travail, faible
témoignage de mon infinie gratitude
et de ma profonde tendresse.

A MON FRÈRE

A MA TANTE

Qui m'a toujours entouré de sollicitude la plus dévouée.

A MA FAMILLE

A MES CAMARADES D'ÉCOLE

GLORIEUSEMENT TOMBÉS DEVANT L'ENNEMI

A MES AMIS

A Monsieur le Professeur Léon BÉRARD

Professeur de Clinique chirurgicale à la Faculté de Médecine de Lyon.

Qui nous a fait le très grand honneur
d'accepter la présidence de notre
thèse. Qu'il soit assuré de notre reconnaissance la plus respectueuse.

A MES JUGES

A NOS MAITRES

de l'Ecole du Service de Santé militaire
et de la Faculté.

AVANT-PROPOS

Nous adressons d'abord un hommage de profonde gratitude à M. le Dr Henry BARNSBY ; les notions de chirurgie que nous possédons, bien modestes encore, sont grâce à lui solides.

C'est au cours d'un stage chirurgical que nous avons fait sous sa haute direction à l'ambulance… qu'il nous a inspiré l'idée de ce travail ; et ce n'est que grâce à sa sollicitude extrême, à son inépuisable bienveillance, que nous avons pu élaborer cette thèse, écrite tout entière au Poste de secours de notre bataillon.

M. le Dr Pierre BARNSBY nous a fourni les indications les plus précieuses, les données les plus complètes pour l'élaboration de notre chapitre de radiologie. Qu'il soit assuré également de notre bien vive reconnaissance.

M. le Dr Henri ROBIOLIS, M. le Dr SOURDEL ont eu l'obligeance de nous communiquer leurs observations ; nous les prions d'agréer nos plus sincères remerciements.

Nous exprimons notre grande reconnaissance à

M. le professeur Etienne MARTIN. Il nous a permis de travailler pendant un an sous sa direction au Laboratoire de Médecine légale de la Faculté. Il nous avait fait l'honneur d'accepter la présidence de notre thèse. Nous avons vivement regretté que ses fonctions au Ministère de la Guerre ne lui permettent pas de donner suite à ce dessein.

Qu'il nous soit permis de remercier de leur grande bienveillance à notre égard les chefs des services auxquels nous avons été affecté au cours de cette guerre : M. le médecin-major de 1re classe MARION et M. le médecin-major de 2e classe JUDE, qui commandèrent successivement le Groupe de Brancardiers divisionnaires où nous fûmes mobilisé en août 1914; MM. les médecins-majors de 1re classe BIRAT et BARRAL, qui furent nos chefs de service dans les deux régiments où nous avons eu l'honneur de servir; M. le médecin-major de 1re classe FRANCKI, notre médecin-chef actuel à l'armée d'Orient.

Nous assurons de notre respectueux dévouement M. le médecin-principal DU BOURGUET, qui a bien voulu s'intéresser à nous en maintes circonstances.

Que ce travail soit dédié à M. le médecin-inspecteur RUOTTE, directeur du Service de Santé des armées alliées en Orient. C'est grâce à lui que nous pouvons aujourd'hui soutenir cette thèse, ajournée depuis de longs mois par les nécessités de notre service. Nous ne saurions trop lui exprimer notre profonde gratitude.

Il est trois noms que nous voulons encore voir figurer en tête de cet ouvrage : ceux de trois camarades d'école dont l'affection ne se démentit jamais, qui furent pour nous des amis dans toute l'acception du mot :

Jean DELACARTE, qui fut mortellement blessé le 17 décembre 1914 ;

Le Dr André WALLET ;

Le Dr Henri PRÉTET, aux côtés de qui nous avons passé les huit premiers mois de la guerre après nos trois années d'école. Sa société nous a toujours été infiniment chère et précieuse.

ARTHROTOMIE LARGE IMMÉDIATE

(DITE EN U)

DANS LES PLAIES ARTICULAIRES DU GENOU

SANS LÉSIONS OSSEUSES IMPORTANTES
ET AVEC PROJECTILE INCLUS

(Campagne 1914-1616)

INTRODUCTION

Il est peu de questions de chirurgie de guerre qui aient si profondément occupé les opérateurs que celle des plaies pénétrantes de l'articulation du genou.

Les avis les plus divers, les plus contradictoires ont été émis sur la conduite à tenir; mais l'opinion est unanime, que ce sont des blessures d'une haute gravité, considérablement plus sérieuses que celles des autres articulations et méritant toute l'attention du chirurgien.

Nous avons tous été témoins, au début de la guerre surtout, de cas déconcertants par leur évolution : c'était ici une septicémie d'allure foudroyante, qui emportait le blessé à peine arrivé au centre hospitalier éloigné, où on avait été contraint de l'évacuer, par suite du grand encombrement ou même de la progression de l'ennemi ; là, une infection à forme aiguë, que les chirurgiens tentaient vainement d'enrayer, en lui opposant successivement toutes les ressources de l'art : arthrotomie, puis résection, puis amputation ; mais pressés par l'affluence des blessés, forcés d'envoyer leurs opérés plus à l'arrière, chacun les recevait déjà trop affaiblis pour pouvoir escompter le succès d'une opération plus radicale ; là, enfin, une infection latente se développant malgré l'évolution locale d'aspect favorable, qui masquait l'imprégnation profonde de l'organisme par les produits septiques, évoluant vers l'issue fatale dans un terrain souvent déjà débilité.

Aussi l'impression de nombreux chirurgiens était-elle des plus pessimistes ; certains n'allaient-ils pas jusqu'à émettre l'opinion que l'amputation, pratiquée tôt ou tard, était la seule façon de sauver la vie du malade.

L'opinion générale est maintenant beaucoup moins sombre et la préoccupation dominante du chirurgien, désormais certain, dans la grande majorité des cas, de la guérison, est actuellement de rendre au membre sa fonction, le plus intégralement possible.

Nous envisagerons un type de blessé très fréquent, mais à lésion articulaire bien délimitée : nous étudierons le cas du blessé qui présente à la fois :

1° *Une plaie articulaire du genou ;*
2° *Le projectile inclus dans l'articulation ;*
3° *Des surfaces osseuses saines.*

Nous nous placerons enfin dans un milieu chirurgical donné : celui de l'ambulance chirurgicale du front, dotée d'une organisation complète, de moyens d'asepsie suffisants et d'une installation radioscopique, située en outre, le plus près possible des lignes, à 10 kilomètres environ dans la majorité des cas, de façon que notre blessé lui soit apporté dans les trois ou quatre premières heures après la blessure, cette dernière notion étant d'une importance capitale.

Nous nous proposons d'étudier d'abord certains points de l'anatomie de l'article; puis, ayant dit quelques mots du projectile, de décrire l'aspect clinique du blessé. Nous envisagerons ensuite les moyens de traitement que l'on a pu appliquer au cas précis qui nous occupe et enfin, les ayant discutés, nous décrirons le type d'opération auquel il semble que doit s'arrêter la technique actuelle, en nous appuyant sur les observations que nous en avons recueillies.

CHAPITRE PREMIER

Nous ne décrirons pas l'anatomie complète du genou, connue de tous plus parfaitement même que toute autre, en raison de son importance.

Nous nous arrêterons seulement à deux points, qui nous semblent primordiaux dans le cas où nous sommes placé : l'espace intercondylien et le cul-de-sac sous-quadricipital.

1° *L'espace intercondylien*, situé en plein article, à la partie postérieure de l'épiphyse fémorale, considéré dans la station debout, est une chambre limitée en avant et sur les côtés par les condyles fémoraux, qui se rejoignent en fer à cheval. En arrière, l'espace est ouvert, communiquant librement avec la partie postérieure de l'articulation. Cet espace donne asile à deux forts ligaments, ce sont les ligaments croisés : l'un, l'antérieur, prend naissance à la partie antérieure et interne de l'épine du tibia, pour se porter obliquement en haut, en arrière et en dehors, sur la face interne du condyle externe à sa partie la plus postérieure. L'autre, au contraire, le postérieur, naissant sur l'épine tibiale à sa partie postérieure et un peu en dehors, monte obliquement en haut, en avant et en dedans pour se fixer sur la face externe du condyle interne à sa partie toute antérieure. Ces deux ligaments sont donc croisés, à la fois, dans les trois plans.

La synoviale, qui revêt la face antérieure des coques condyliennes ligamenteuses et les ligaments poplités, recouvre complètement les ligaments croisés, comme des mésos recouvrent des vaisseaux, et se continue sur la face antérieure de l'articulation. Or, nous savons que cette synoviale envoie à travers les coques condyliennes plusieurs cryptes. Leur quantité suffit parfois pour cribler littéralement le ligament. Elle possède de plus un prolongement poplité constant et communique fréquemment avec la bourse commune au jumeau interne et au demi-membraneux, parfois avec la synoviale de l'articulation péronéo–tibiale supérieure.

Voici donc une chambre postérieure limitée complètement par la synoviale ; notons ses proportions importantes, encore accrues par ses profonds prolongements.

Lorsque le genou est en rectitude, les surfaces articulaires étant en contact intime, le chirurgien, qui a ouvert la face antérieure de l'articulation et relevé le lambeau rotulien, est totalement séparé de cette chambre postérieure. Mais qu'il mette le genou en flexion forcée, alors, par l'échancrure intercondylienne, qui vient se présenter au-dessus de l'épine tibiale, il aperçoit, entre les ligaments croisés tendus, l'espace intercondylien qui devient ainsi accessible.

(Kirmisson, *Soc. de Chirurgie*, juillet 1916.) Nous en tirerons des conséquences importantes lorsque nous décrirons la technique de l'intervention.

2° Passons maintenant au *cul-de-sac sous-quadricipital* : c'est un diverticule profond, que la synoviale envoie à la partie antérieure et supérieure de l'articulation sous le muscle quadriceps. Il est, à vrai dire, plus anatomique de le considérer comme la bourse séreuse du crural avec laquelle la synoviale articulaire entre en communication, car il est des cas, d'ailleurs très rares, où cette communication fait défaut : on est alors en présence d'une bourse séreuse indépendante. Mais ce qui nous intéresse, c'est que l'on rencontre parfois, coïncidant avec la fusion normale des deux séreuses, un cloisonnement incomplet, qui délimite partiellement la bourse du crural et restreint plus ou moins sa libre communication avec la synoviale articulaire ; et cette constatation aura aussi pour nous d'importantes conséquences opératoires.

N'ayant ainsi développé que les points anatomiques qui nous fourniront des indications spéciales au moment de l'opération, nous allons dire quelques mots de l'étiologie de la blessure, des projectiles qui sont susceptibles de la provoquer.

CHAPITRE II

LE PROJECTILE

On distingue généralement, au point de vue gravité et indication opératoire, les blessures de guerre en deux classes : blessures par balles, d'ordinaire plus bénignes, et blessures par éclats de projectiles divers, d'un pronostic toujours plus réservé.

Il n'y a guère lieu d'introduire cette distinction dans cette étude, car la balle ne produit pas, ou à peu près pas, les lésions anatomiques que nous envisageons. En effet, ce projectile, arrivant le plus souvent avec grande force, traverse le membre de part en part, en faisant parfois seulement un orifice comme à l'emporte-pièce ; il ne reste donc pas de projectile inclus ; d'autre part, il y a presque toujours des dégâts osseux concomitants. Ce n'est qu'exceptionnellement, qu'une balle, tirée de loin et ricochant, vient s'implanter dans l'articulation du genou avec assez peu de force pour ne causer aucune lésion du squelette et rester incluse. Dans ce cas, d'ailleurs, elle rentre à tous les points de vue dans notre étude : la conduite à tenir sera la même que pour les autres projectiles.

Le plus souvent, il s'agit d'éclats de projectiles variés de petites dimensions et animés d'une puissance peu considérable, de façon à ne pouvoir traverser que les parties molles, sans avoir la force de les retraverser ou de léser le squelette. Aussi notre cas sera-t-il le fait de petits éclats d'engins puissants explosés à une assez grande distance (obus de gros calibre, mines, crapouillots, tuyaux de poêle), ou d'éclats projetés par de petits projectiles (grenade à fusil, grenade à main, engins de tranchées divers lancés à la main).

Or, nous avons tous remarqué combien s'infectent rapidement et facilement les plaies, mêmes superficielles, provoquées par les éclats de projectiles ayant explosé au contact du sol : ces éclats entraînent avec eux — en dehors des débris vestimentaires — de la terre, du bois, du gravier, d'autant plus septiques que le soldat aura été blessé dans un secteur actif et où se sont succédé depuis longtemps de violentes attaques. Nous avons pu voir, en effet, dans le Service de M. le professeur Barnsby, les blessés de certain secteur agité, présenter tous, dès les six premières heures, au niveau de la plaie la plus minime, une infection locale s'accompagnant de gaz.

Il n'est point besoin d'insister sur la gravité d'une telle infection évoluant au niveau d'une articulation de l'importance du genou.

Il se dégage déjà de cette simple constatation la notion de l'urgence de l'intervention précoce dans le genre de plaie que nous envisageons.

CHAPITRE III

ASPECT CLINIQUE DU BLESSÉ

(SYMPTOMATOLOGIE)

Le blessé nous arrive à l'ambulance trois ou quatre heures après sa blessure.

Il a été vu déjà au poste de secours, sa plaie a été lavée superficiellement à l'eau bouillie, le médecin de bataillon a badigeonné sa périphérie avec de la teinture d'iode et placé un pansement. Il a immobilisé de son mieux le membre dans une gouttière de membre inférieur. Le transport a été parfois pénible, en brancard, puis brouette-brancard et ensuite seulement en auto sanitaire.

Malgré cela, si le blessé n'a pas été commotionné, s'il n'est pas non plus un polyblessé, porteur de plaies multiples, son état général est bon ; il n'a pas un aspect de blessé grave.

Dans la grande majorité des cas, il n'a pas de température, son pouls est régulier, bien frappé, normal ; il ne se sent pas sérieusement atteint et se plaint seulement d'une gêne douloureuse au niveau de son genou, qu'il sent tendu. Il avertit le chirurgien que le moindre mouvement de l'articulation est extrêmement douloureux.

A. **L'inspection** du genou nous montre une région uniformément distendue, les méplats sont effacés et remplacés par la saillie des culs-de-sac gonflés de liquide, la rotule et son tendon ne se détachent pas à la vue comme à l'état normal : le genou est globuleux, il n'est pas rouge, car il n'y a pas encore d'arthrite. On constate l'existence d'une plaie, parfois minime : c'est l'orifice d'entrée du projectile, orifice unique.

B. **La palpation** nous confirme cette tension de l'articulation. Elle ne peut d'ailleurs pas être pratiquée sans douleur.

Le signe du choc rotulien, obtenu en comprimant les culs-de-sac avec les deux mains placées en couronne autour de la rotule et en imprimant au moyen de l'index de légers chocs sur le milieu de l'os, est nettement perceptible, sauf au cas de gonflement trop volumineux.

La pression au niveau d'un cul-de-sac voisin de la la plaie fait sourdre fréquemment un liquide huileux, le liquide synovial. Ce liquide est le plus souvent rougeâtre, parfois franchement hématique, mais très souvent louche dans les trois premières heures.

Mais il faut bien savoir que ce signe de l'issue du liquide synovial sous l'influence de la pression est inconstant, il ne se produit en effet que si le membre était en rectitude au moment de la blessure ; dans le cas contraire, les divers plans ayant glissé l'un sur l'autre, le trajet n'est plus en ligne droite.

C. L'exploration au stylet pourrait à la rigueur être pratiquée lorsque ce symptôme est négatif. Le chirurgien, sûr de sa stérilisation, essaierait après désinfection soigneuse de la région, de rétablir par ce moyen la continuité du trajet : il verrait à coup sûr sourdre le liquide articulaire. Mais cette exploration *n'est pas à recommander*, car elle est susceptible de créer de faux trajets qui égareraient le diagnostic et dans lesquels le stylet pourrait conduire les débris septiques entraînés par le projectile (terre, débris de vêtements). Elle est d'ailleurs à la vérité inutile : nous disposons en effet de l'examen radiologique.

D. La technique radiologique, que nous préconisons dans les plaies pénétrantes du genou, mérite une place importante dans notre exposé clinique :

Tout d'abord, il est de toute nécessité de soumettre l'articulation atteinte à une exploration radioscopique préalable.

PREMIER TEMPS. — *L'exploration radioscopique.*

Existe-t-il ou non un projectile inclus dans l'articulation? Un examen rapide à l'écran permettra de répondre immédiatement à cette première question, en révélant l'absence ou la présence d'un ou plusieurs éclats. On pourra du même coup apprécier approximativement leur volume.

Deuxième temps. — *Localisation anatomique.*

La localisation anatomique est l'un des temps les plus importants de l'examen radiologique. En faisant pivoter devant l'écran l'articulation du genou, on voit évoluer ensemble squelette, corps étrangers et parties molles : un œil exercé se rendra facilement compte des rapports qu'ils présentent entre eux. Il est possible ainsi d'affirmer : 1° que le corps étranger est profond ou superficiel; 2° qu'il est inclus dans le squelette ou au contraire extra-osseux et de déterminer exactement ses rapports avec les épiphyses fémorale et tibiale; 3° qu'il est ou non intra-articulaire, mobile à l'intérieur de la synoviale ou fixé au fond d'un cul-de-sac, voire même fiché dans un ligament ou un cartilage.

Toutefois, il n'est pas toujours possible d'être très affirmatif sur certains de ces points. Il existe des cas de projectiles juxta-articulaires d'une interprétation parfois difficile et délicate. Quoiqu'il en soit, savoir que le corps étranger est profond ou superficiel, inclus dans l'os ou dans les parties molles, intra-articulaire ou extra-capsulaire, mobile ou fixe, est pour le chirurgien un appoint considérable. Il serait même à désirer que l'opérateur assistât aux différents temps de cette localisation anatomique et conservât un souvenir exact dès différents aspects de l'image radioscopique; de ce fait, l'acte opératoire se trouverait souvent facilité.

Afin de préciser davantage ce premier repérage, il est indispensable de procéder au troisième temps.

Troisième temps. — *La localisation en profondeur.*

Ce temps viendra confirmer et compléter les données

précédemment acquises. Nous parlerons d'abord des procédés radioscopiques de localisation en profondeur, très simples comme technique, rapides comme exécution, n'exigeant aucune instrumentation spéciale et cependant suffisamment exacts.

Le premier procédé consiste à faire passer deux rayons obliques par le projectile et à mesurer sur l'écran, au moyen de la réglette de Mazères, l'écart qui sépare les deux images correspondantes du corps étranger. Le chiffre obtenu multiplié par la hauteur anticathode-écran, donne la distance qui sépare le projectile de l'écran.

Il suffira d'en déduire l'écart qui existe entre l'écran et la peau, pour connaître exactement la profondeur à laquelle se trouve l'éclat, par rapport au plan cutané.

Dans l'autre procédé, il s'agit de faire passer successivement par le projectile et par un index placé sur la peau, le rayon normal et un rayon oblique donné. Après décalage de 10 centimètres, on porte sur l'écran les divisions d'un barème facile à établir, en faisant coïncider le zéro avec le point du rayon normal; on compte alors directement autant de centimètres de profondeur qu'il y a de divisions comprises entre l'image de l'index et du projectile.

On pourra également utiliser avantageusement l'écran percé de Hirtz, qui matérialise dans l'espace le projectile, au moyen d'une balle de plomb suspendue à un fil, permettant d'apprécier immédiatement la distance de l'écran au corps étranger.

Les données fournies par la localisation anatomique et le repérage en profondeur permettront au chirurgien

de choisir la voie d'abord, dans les cas où il sera nécessaire de procéder dans un premier temps à l'extraction
du ou des projectiles difficiles ou impossibles à atteindre
par la seule incision en U de l'arthrotomie.

A la rigueur, l'examen radiologique pourrait se
borner aux manipulations que nous venons d'exposer.

Celles-ci peuvent, en effet, suffire dans la grande
majorité des cas et sont les seuls moyens d'investigation
par les rayons X dont dispose l'ambulance chirurgicale
de l'avant. Nous savons, en effet, qu'elle possède la
radioscopie, — mais non la radiographie; celle-ci
exige une installation trop encombrante, trop peu
maniable pour une formation destinée à se mouvoir
rapidement d'un point à l'autre du front ou à l'occasion
d'un déplacement des lignes. Mais s'il se trouve dans
un hôpital du front, doté d'une installation plus per-
fectionnée, le chirurgien n'aura qu'à se louer des renseignements que lui fournira la radiographie :

Aussi devons-nous prévoir cette éventualité favorable qui permettra à l'opérateur d'assurer son diagnostic et d'éclairer son intervention.

QUATRIÈME TEMPS. — *Examen radiographique.*

Le *simple cliché* aura l'avantage de révéler certains
détails importants qu'un examen minutieux à l'écran
aura laissé échapper, tels que l'existence d'une fissure
de l'une quelconque des épiphyses, ou la présence de
quelques paillettes métalliques, minuscules, incrustées
dans les tissus, sur le trajet du projectile.

La *double image radiographique* prise sur la même
plaque, suivant une technique bien établie, apportera

de nouveaux éléments permettant le réglage d'un appareil de grande précision, comme le compas de Hirtz. Sans vouloir nous étendre sur les détails de technique bien connus que comporte ce procédé de repérage, le plus exact que nous possédions à l'heure actuelle, nous ferons remarquer seulement que l'utilisation de ce compas, contrairement à ce qu'on pourrait croire, n'est pas incompatible avec l'idée d'une localisation rapidement faite. La mise au point de l'appareil absorbe exactement le temps exigé par la prise des deux radiographies et le développement du cliché. Quelques minutes suffisent ensuite pour tracer sur un papier calque, posé sur le côté verre de la plaque aussitôt sa sortie du bain, l'épure très simple *du réglage en direction* du trépied et de l'aiguille.

Les distances relevées entre les deux images des repères et du projectile, grâce à un barème, permettent immédiatement *le réglage en profondeur* des trois tiges verticales, et par conséquent de l'aiguille directrice. L'épure en élévation se trouve du même coup supprimée. En moins d'une heure, on a en main un appareil capable de donner les indications les plus précieuses.

Nous verrons, au cours de la description de l'acte opératoire, la façon de pratiquer l'extraction du projectile ainsi repéré et les indications relatives de ces divers procédés radiologiques.

Mais nous pouvons déjà nous rendre compte que, pour collaborer plus intimement avec le chirurgien, le radiologue doit être armé, autant que possible, d'un appareillage et « de méthodes capables de faire face à

toutes les difficultés », comme l'a si justement écrit
M. le professeur Hirtz, et il ajoute : « Je proteste de
toutes mes forces contre une opinion qui, malheureu-
sement, a encore trop de crédit : celle qui prétend
que, pour l'avant, il est suffisant d'employer des
méthodes simplifiées très rapides.

« Cette opinion est non seulement erronée, mais je
n'hésite pas à dire qu'elle est néfaste, meurtrière.
C'est, en effet, à l'avant que se passe la lutte drama-
tique contre les infections redoutables et trop souvent
mortelles qui suivent de quelques heures des blessures
ayant épargné organiquement la vie des combattants.
Il faut, à cet échelon, des interventions hâtives, gui-
dées très exactement par les procédés radiologiques
les plus précis, capables de faire face aux cas les plus
difficiles. »

Le diagnostic est maintenant posé :

Le chirurgien sait qu'il est en présence d'une plaie
pénétrante de l'articulation ;

Le projectile, qui est resté inclus, a été minutieusement repéré ;

Le squelette ne présente aucune lésion importante
décelable, soit par la clinique, soit par les méthodes
radiologiques. Nous allons à présent passer en revue
les divers traitements que l'on a pu se proposer, dans
le cas qui nous occupe.

CHAPITRE IV

LES DIFFÉRENTS MODES DE TRAITEMENT PRÉCONISÉS AU COURS DE LA GUERRE

(HISTORIQUE)

1. Abstention opératoire avec immobilisation.

Dans ce cas, on se contente de désinfecter minutieusement la région avec de l'essence ou de l'éther, d'attoucher ensuite la plaie avec de la teinture d'iode, d'appliquer un pansement compressif et de mettre le genou dans un appareil plâtré, prenant le bassin et le cou-de-pied, de façon à immobiliser rigoureusement l'article.

Le plâtre est fenêtré au niveau de la plaie. Ce n'est que secondairement, quand la cicatrisation est complète, quand toute réaction s'est éteinte, que l'on procède à l'extraction du projectile inclus.

2. Immobilisation avec ponction.

C'est exactement la même méthode à laquelle on ajoute la ponction articulaire. Elle permet de retirer le liquide séro-sanguinolent qui remplit le genou et lui donne cette forme globuleuse déjà décrite. C'est toujours secondairement que l'on procédera à l'extraction du projectile.

3. Arthrotomie d'urgence bilatérale.

C'est le procédé classique, bien décrit par Farabeuf.

Deux incisions latéro-rotuliennes seront tracées verticalement à 1 centimètre des bords de la rotule, remontant très haut pour permettre le drainage du cul-de-sac supérieur et descendant nettement au-dessous de l'interligne, de façon à drainer les culs-de-sac sous-méniscaux. Deux drains transversaux sont placés : l'un supérieur dans le cul-de-sac sous-quadricipital, l'autre inférieur sous le ligament rotulien. Si le drainage ne semble pas suffisant, on le complète par deux contre-ouvertures postéro-latérales. Dans certains cas, on a recours au drainage postérieur par la voie poplitée.

4. Arthrostomie.

Ce procédé a été conseillé spécialement par M. le professeur Fieux. Celui-ci avait été frappé de la rétention souvent observée dans la cavité séreuse, malgré la présence de drains volumineux et fonctionnant bien. Il avait été amené ainsi à penser que le drain, par lui-même, mettait obstacle au drainage de l'articulation.

Ce procédé consiste à marsupialiser la synoviale en

deux points, à l'aide de deux incisions cruciales, l'une inféro-externe, l'autre supérieure, au niveau du cul-de-sac sous-quadricipital. Chaque incision ayant sectionné en croix, sur la même longueur, peau, aponévrose, ligaments et synoviale, l'aiguille s'attaquera successivement aux quatre angles opposés par le sommet de chaque centre d'incisions. Cette même aiguille chargera de dedans en dehors, d'abord la synoviale, l'aponévrose, le tissu cellulaire sous-cutané, puis ira faire une prise sur la peau en un point excentrique distant d'un bon centimètre de chaque angle cutané. De la sorte, la synoviale sera éversée en dehors par le crin fixé à la peau et la cavité articulaire restera béante. La même opération est faite en haut et en bas et après lavage à l'éther de l'article, une mèche en séton, allant d'un orifice à l'autre, est mise en place pendant vingt-quatre heures ; le genou est pansé à plat et immobilisé dans un plâtre.

5. Résection primitive.

Certains chirurgiens, surtout au début de la guerre, frappés de l'insuffisance du drainage obtenu par l'arthrotomie bilatérale, même avec contre-ouvertures postéro-latérales, inquiets de la fréquence et de la rapidité de l'infection, effrayés du mauvais résultat de la résection secondaire tardive, se sont déterminés à faire d'emblée une résection dans tous les cas de simples plaies articulaires du genou. Cette résection primitive ou précoce est classique et il n'est pas utile d'en rappeler ici la technique.

6. Arthrotomie en U avec drainage.

Ce procédé a été vanté, dès le début de la guerre, par M. le Dr Delore, comme le procédé de choix, permettant d'explorer, de laver et de drainer aussi complètement que possible l'articulation du genou.

Comme on le fait au début d'une résection, on dessine un grand lambeau en U partant en haut et au-dessus des condyles, encadrant la rotule et venant en bas sectionner le tendon rotulien, à mi-distance de la pointe de l'os et de la tubérosité tibiale antérieure. L'aponévrose, les ailerons rotuliens, le grand surtout ligamenteux du genou et la synoviale sont sectionnés. Le lambeau ainsi libéré contenant la rotule est relevé en haut.

L'opérateur extrait les projectiles et tous les corps étrangers, lave la synoviale, assèche complètement la cavité articulaire, en faisant une hémostase minutieuse. Il procède ensuite à la suture de cette synoviale en laissant non suturés deux points latéraux et inférieurs, pour la mise en place de deux petits drains. Le tendon rotulien est suturé à part avec des points séparés ; aponévrose et peau sont réunies par des crins, en ménageant, bien entendu, le passage des deux drains.

7. Arthromie en U avec fermeture de la synoviale.

A l'instigation de MM. Delore et Kocher, ce dernier procédé a été transformé. Nous allons décrire cette opération en détail, en la complétant par certaines modifications que nous devons à M. Barnsby.

Nous supposerons le cas d'un blessé qui arrive à l'ambulance chirurgicale du front de deux à cinq heures après sa blessure, portant la fiche suivante : « Plaie du genou par projectile de guerre. »

Le chirurgien procède aussitôt aux recherches cliniques et radiologiques que nous avons décrites dans notre chapitre de symptomatologie.

Désormais, en possession de son diagnostic, il décide son intervention et la prépare.

A. — Soins pré-opératoires.

La peau est longuement savonnée et brossée au niveau de l'articulation. Elle sera, en particulier, bien décapée au-dessous de la rotule et en avant du tendon rotulien, région particulièrement septique. Le genou sera lavé ensuite soit à l'essence, soit à l'éther, puis enduit d'une couche de teinture d'iode fraîche.

B. — Anesthésie.

Le blessé sera endormi, soit au chloroforme, soit à l'éther, toujours moins dangereux, si le milieu s'y prête. Il semble utile de rappeler que le seul danger vrai de l'anesthésie à l'éther réside dans les complications pleuro-pulmonaires et que la question du refroidissement est capitale.

C. — Technique opératoire.

a) INCISION. — L'opérateur fait la grande incision en U déjà décrite, partant de chaque côté très en

arrière et au-dessus des condyles ; il sectionne le tendon rotulien à mi-hauteur. Dans le même temps, il
incise franchement la synoviale, dont les deux lèvres
sont repérées soigneusement avec des pinces fines.
On voit s'écouler aussitôt un flot de liquide séro-sanguinolent ou hématique, le plus souvent clair chez le
blessé récent. Le lambeau cutanéo-osseux étant fortement relevé, le chirurgien a désormais devant lui
la cavité articulaire béante et découvre facilement, à
la partie supérieure de la rotule, l'entrée du cul-de-
sac sous-quadricipital.

b) Extraction du projectile. — Le chirurgien
sait, par l'examen radiologique, s'il va trouver un
corps étranger libre dans l'articulation, fixé dans l'os,
ou fiché dans les parties molles.

C'est sur cette distinction qu'il se basera pour
employer de préférence, au moment de l'extraction
du projectile, le compas, qu'il appliquera à la salle
d'opération, ou la bonnette avec le contrôle intermittent des rayons, qui exige la table radioscopique.

A notre avis, ces deux méthodes ne doivent pas
être employées indifféremment.

1° *Le compas* : nous réservons spécialement
l'usage du compas aux cas de projectiles fixes et, en
particulier, inclus dans le squelette. Il donne alors des
renseignements d'une précision absolument irrépro-
chable.

2° *La bonnette* : au contraire, la méthode de
l'extraction avec la bonnette, sous le contrôle intermittent des rayons, convient particulièrement :

α. Dans le cas de projectile libre dans la cavité articulaire et, par conséquent, susceptible de se déplacer pendant l'acte opératoire : le projectile, bien repéré, est très facilement trouvé dans l'articulation ; l'opérateur le sent aisément soit sous le doigt, soit dans les compresses où il est fréquemment entraîné par le flot du liquide articulaire. (Obs. I.)

Dans ce cas particulier, si l'on opère sous le contrôle radioscopique intermittent, l'observateur retrouve immédiatement le projectile dans les compresses. C'est là un détail intéressant qui permet souvent d'éviter une grosse perte de temps.

β. En présence d'un projectile inclus dans les parties molles, fixé dans la synoviale ou fiché dans un cartilage : alors, grâce à l'observateur qui a préalablement indiqué la profondeur du projectile, celui-ci sera rapidement enlevé.

γ. Dans le cas, enfin, d'éclats fragmentés, nécessitant après l'extraction un contrôle radioscopique indispensable, seul capable de donner au chirurgien l'assurance qu'il ne reste plus aucun corps étranger dans l'articulation.

Une fois le projectile extrait, l'opérateur ne devra pas oublier que l'articulation contient très probablement de la terre, des graviers projetés par l'explosion, de la bourre, des débris vestimentaires entraînés par le projectile ; ces corps étrangers ne sont d'ailleurs pas décelés par la radioscopie. Chacun sait qu'ils seraient, à l'occasion, une source d'infection plus certaine encore que le projectile lui-même.

c) LAVAGE. — L'articulation est lavée largement à l'éther. Dans un premier temps, le membre reste en extension et le liquide peut atteindre facilement la partie antérieure, ainsi que les culs-de-sac latéraux.

Une mention spéciale doit être faite pour le cul-de-sac antérieur sous-quadricipital.

Une précaution indispensable consiste à prendre un *clamp* droit sur lequel est montée une compresse stérile imbibée d'éther. Le lambeau cutanéo-osseux étant fortement relevé, la pince sera introduite dans le cul-de-sac qui se trouvera ainsi complètement débarrassé des caillots ou du liquide-séro-hématique qui le remplissaient. On peut encore entr'ouvrir ce cul-de-sac à l'aide d'un écarteur de Farabeuf et l'inonder d'éther.

Dans un second temps, on doit exécuter la manœuvre préconisée par le professeur Kirmisson, qui consiste à mettre le membre en flexion forcée. De la sorte, l'espace intercondylien devient accessible entre les ligaments croisés. L'articulation ainsi entr'ouverte est inondée d'éther, puis le membre est remis en extension.

C'est à l'instigation de M. Barnsby que nous nous permettons d'insister sur ce lavage à l'éther, de préférence au sérum chaud.

Parmi les observations que nous apportons dans cette thèse, les plus concluantes ont trait à des blessés dont la synoviale du genou a été lavée à l'éther, comme on le fait pour le péritoine.

d) HÉMOSTASE. — Le chirurgien, ayant placé une

compresse stérile imbibée d'éther dans l'articulation, procède maintenant à l'hémostase, qui doit être très minutieuse. C'est là un point sur lequel on ne saurait trop insister. Il faut pincer fortement toutes les artérioles qui donnent, les lier avec de fin catgut. A la fin de l'opération, il ne doit exister aucun suintement sanguin, même léger. Le plus petit caillot abandonné dans la cavité articulaire peut devenir un appel à l'infection.

e) FERMETURE DE LA SYNOVIALE. — L'hémostase étant impeccable, on procède à la suture totale de la synoviale, méthode bien décrite par MM. Delore et Kocher *(Presse Médicale,* 17 novembre 1915), et que nous avons vu appliquer maintes fois, par M. Barnsby, dans ses ambulances. Le chirurgien fait une suture totale de la synoviale dont les lèvres ont été bien repérées préalablement.

Cette suture sera faite de préférence avec des points séparés et du catgut moyen (n° 2).

Peu à peu, la compresse éthérisée mise dans l'articulation est retirée et la pointe n'en sera sortie qu'au moment où le dernier point sera noué. L'opérateur évitera, de la sorte, l'écoulement du sang dans l'article au moment des sutures.

f) TRAITEMENT DU TRAJET CUTANÉO-FIBREUX. — A ce moment, on excise les bords de l'orifice d'entrée, les parois du trajet dans les parties molles : en un mot, on fait une exérèse complète de toutes les parties mortifiées.

g) SUTURES. — On procède ensuite à la reconstitution des plans anatomiques. Le tendon rotulien sera
réuni à l'aide de trois ou quatre points séparés au
gros catgut (n° 4). Il sera nécessaire de faire trois
nœuds superposés bien serrés.

On reconstitue ensuite, toujours au catgut, les ailerons rotuliens. La peau sera suturée, soit au crin de
Florence, soit avec des agrafes.

Dans certains cas, on peut, si nécessaire, placer un
drain superficiel : simple drainage des parties molles.

D. — *Soins post-opératoires.*

Le membre sera plâtré immédiatement. Le grand
plâtre de Callot, qui immobilise très exactement
hanche, genou et cou-de-pied, est certainement le
meilleur. Une fenêtre sera faite au niveau de la partie
antérieure du genou. Il faut reconnaître toutefois que,
dans certains cas, on peut se contenter d'un plâtre
circulaire fenêtré, remontant jusqu'au pli inguinal et
bloquant seulement genou et cou-de-pied.

Le plus habituellement, les suites opératoires sont
normales, la température ne dépasse jamais 38 degrés,
prise dans le rectum.

Le premier pansement sera fait le dixième jour;
ablation des fils et du drain superficiel au cas où ce
dernier aurait été nécessaire.

Le plâtre étant enlevé le vingt et unième jour, on
applique un pansement peu serré et on commence la
mécanothérapie qui devra être progressive et très
attentivement surveillée.

E. — *Modifications de technique.*

Il importe d'insister sur deux points de la technique lorsqu'on se trouve en présence :

1° D'un cul-de-sac supérieur à orifice rétréci ;

2° D'une lésion osseuse minime, telle que niche osseuse, de laquelle a été enlevé un projectile inclus.

1° *Cul-de-sac supérieur anormal :* le clamp porteur de la compresse éthérisée ne peut pas arriver dans le fond du cul-de-sac supérieur, ou mieux ne peut pas y pénétrer.

M. Barnsby propose le temps opératoire suivant :

Un clamp courbe, fermé, passe sous la rotule, traverse l'orifice rétréci et est enfoncé jusqu'au sommet du cul-de-sac sous-quadricipital.

On le fait saillir, on entr'ouvre les deux branches et on fait une incision large, médiane et verticale. Les lèvres de la séreuse sont soigneusement repérées par des pinces, on lave à l'éther et on suture totalement la synoviale et les plans superficiels, sans drainage.

2° *Lésion osseuse minime :* si le chirurgien, au cours de l'opération, découvre une lésion osseuse superficielle produite par le projectile, une fissure par exemple, ou bien si cette lésion est évidente (niche osseuse consécutive à l'ablation du projectile), ces lésions ne constituent pas une contre-indication au procédé décrit dans ce travail. (Obs. II, cas d'une fissure, obs. IV, VI et VII, cas de niches osseuses.)

Si la lésion osseuse superficielle, ou la fissure bien curetée et bien tamponnée pendant quelques instants ne saignent pas, rien ne sera changé dans la suture totale. Si, au contraire, il existe un trajet osseux préarticulaire (extrémité toute inférieure d'un condyle, ou encore partie haute du plateau tibial), on s'efforcera d'extérioriser le trajet en suturant la synoviale au-dessus. Ce trajet sera tamponné à l'aide d'une mèche et traité isolément, pendant que le genou, bien immobilisé et complètement suturé, achèvera sa cicatrisation. (Obs. IV, VI, VII.)

CHAPITRE V

DISCUSSION DES DIVERS MODÉS OPÉRATOIRES
QUE NOUS AVONS DÉCRITS

Nous rappellerons que nous avons pris comme type la plaie articulaire du genou, plaie fraîche remontant à trois heures, à six heures au plus, avec projectile inclus, sans dégâts osseux, ou avec les lésions osseuses minimes déjà décrites.

Il importe, en effet, de bien montrer que les plaies articulaires du genou, avec gros délabrement des épiphyses, constituent une contre-indication de cette méthode.

Nous éliminerons d'emblée le traitement par l'abstention opératoire et l'immobilisation, même si on y ajoute une ponction articulaire.

Certes, ce traitement peut donner dans certains cas des résultats, mais la méthode est aveugle et ne peut être qu'un procédé d'exception. Outre le projectile, la présence de la bourre, de débris vestimentaires surtout, détermine une infection rapide, et nous ne savons jamais, même avec la radioscopie, s'il en existe ou non.

Au début de la guerre, tous les chirurgiens, à côté de quelques cas heureux, ont pu voir des évolutions terribles et des lésions que l'amputation tardive n'arrivait quelquefois pas à juguler.

Puisqu'il s'agit de plaies articulaires sans lésions osseuses importantes, la résection primitive doit être condamnée; on peut, en effet, faire beaucoup mieux.

L'arthrotomie bi-latéral de drainage, l'arthrostomie sont de bonnes opérations. Elles ont donné des résultats évidents dans beaucoup de mains.

Ce qu'on peut leur reprocher, c'est de ne pas donner assez de jour, de ne pas permettre de voir tout dans la cavité articulaire : et les débris vestimentaires qu'il faut enlever et les lésions osseuses qu'il faut réparer. C'est ainsi que nombre de ces opérations ont été suivies de résection secondaire.

Nous arrivons ainsi, avec l'arthrotomie en U de drainage à un procédé bien supérieur à tous les autres, moins aveugle, plus complet, plus chirurgical.

Certes, c'est une intervention plus importante, puisqu'elle nécessite l'incision large du grand surtout ligamenteux du genou et surtout du tendon rotulien, mais il est simple pour un chirurgien entraîné de reconstituer, dans son intégrité, l'articulation bien lavée, bien revisée et bien débarrassée des projectiles et des corps étrangers. Le drainage, dans ce cas particulier, peut être indiqué, c'est là une question souvent de coup d'œil chirurgical et de bon sens clinique; mais, outre que le plus souvent il est inutile, le drain sera fréquemment un appel à l'infection.

Au contraire, si on ferme totalement la synoviale,

les réactions inflammatoires, les complications en un mot sont exceptionnelles.

La séreuse bien lavée à l'éther, et nous insistons encore sur ce mode de lavage, se comporte comme un péritoine. Nous dirons même plus, elle est plus sensible qu'une séreuse péritonéale; les précautions devront, si possible, être plus grandes encore, et c'est pourquoi nous insisterons sur la valeur de la suture totale sans drainage après hémostase rigoureuse.

Enfin, l'absence de drain permet une convalescence plus rapide, une mobilisation plus précoce et partant, une restitution fonctionnelle plus facile à obtenir.

OBSERVATIONS

Observation I

(Due à M. le Dr Barnsby).

Le sergent R..., 367ᵉ de ligne, blessé le 7 juin 1916, se présente à l'ambulance avec une plaie du genou gauche par éclat de crapouillot. Il s'agit d'une plaie borgne pénétrante siégeant sur le bord externe et à la partie inférieure de la rotule. Le genou est globuleux et très douloureux. Le patient a été blessé à 20 heures et évacué à 22 h. 30. L'examen radioscopique fait pendant la toilette de ce genou montre un éclat de la grosseur d'une lentille, très mobile, c'est-à-dire libre dans l'articulation. La mobilité est extrême quand on déplace la rotule. Il se projette en dehors du tendon rotulien au niveau de son insertion supérieure, c'est-à-dire sur le bord inférieur de la rotule. La localisation en profondeur donne 4 centimètres.

Intervention pratiquée à 22 h. 30 sous chloroforme et avec l'écran. On fait une large incision en U. On sectionne le ligament rotulien par son milieu. On relève le lambeau. Il s'écoule une grande quantité de sang mélangé au liquide synovial et le projectile est retrouvé dans les compresses par l'observateur.

Le genou est mis en flexion forcée. On lave l'articulation à l'éther. Une hémostase minutieuse est faite. La synoviale

M. R... sergent 367. Inf. Observation I

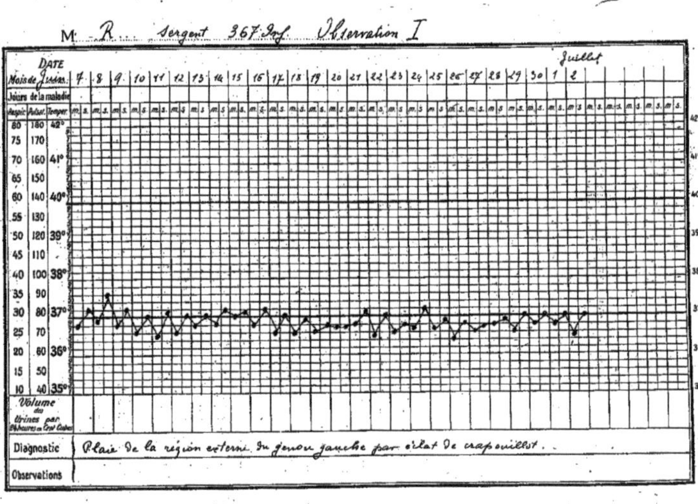

bien repérée est complètement suturée au catgut avec points séparés. Le tendon rotulien est suturé ainsi que les ailerons de la rotule et la suture de la peau est faite avec des crins.

On excise les parois du trajet et de l'orifice d'entrée, et on draine superficiellement avec une mèche éthérisée. Le genou est ensuite immobilisé dans un plâtre fenêtré partant du pli inguino-scrotal et embrassant les articulations du genou et du cou-de-pied.

Les suites opératoires ont été excellentes, la plus forte température ayant été de 37°5. L'appareil plâtré a été retiré le vingt et unième jour. Une mécanothérapie douce et progressive a été instituée immédiatement. Le malade a été évacué le trente-troisième jour avec flexion parfaite à angle droit.

Observation II

(Due à M. le Dr Barnsby).

Le soldat D... Th..., 367e d'infanterie, a été blessé le 21 juin 1916 à 14 heures, par éclats de grenade à fusil. Il entre à l'ambulance le même jour à 16 h. 30. Les constatations faites à l'entrée sont : 1° Plaies superficielles et multiples de la face et du cou ; 2° Plaies superficielles du thorax ; 3° Plaie du poignet droit ; 4° Plaie en séton de la région trochantérienne gauche ; 5° Plaie face interne jambe gauche ; 6° Plaie séton face interne genou droit ; 7° Plaie borgne pénétrante genou droit, bord interne de la rotule.

C'est cette dernière plaie qui attire tout particulièrement l'attention. Le patient se plaint beaucoup de son genou droit qui est tendu et très volumineux. On pense tout de suite à une plaie intra-articulaire.

L'examen radioscopique, fait immédiatement, montre un petit éclat en forme de fer de lance, immobile, piqué sur la coque cartilagineuse du condyle interne. On ne constate aucune fracture visible sous l'écran. La localisation en profondeur du projectile donne 3,5 centimètres.

M. D....... Ch....... 367 ½. Observation II

DATE

Mois de Juin 16. | 22 | 23 | 24 | 25 | 26 | 27 | 28 | 29 | 30 | Juillet 1 | 2 | 3 | 4 | 5 | 6 | 7 | 8 | 9 | 10 | 11 | 12 | 13 | 14 | 15 | 16 | 17 | 18 | 19 | 20 | 21 | 22

Jours de la maladie

Volume des Urines par 24 heures en Cent. Cubes

Diagnostic : Plaies multiples de la face, thorax, poignet droit, jambe et genou gauches.

Observations :

L'intervention est pratiquée à 17 heures le jour même sous chloroforme et avec l'écran. Toutes les plaies précédemment énoncées sont débridées et débarrassées de leurs projectiles. On revient très rapidement au genou droit.

On pratique une grande incision en U avec section du tendon rotulien. L'articulation est pleine de caillots et de liquide sanguinolent. Le grand lambeau est relevé. On lave rapidement l'articulation à l'éther et on découvre le projectile piqué dans le cartilage du condyle interne. Le projectile est extrait avec un copeau de cartilage. A ce moment on constate une fissure oblique traversant le condyle interne par son milieu. En ce point et sur toute la partie interne de l'articulation, la synoviale est gonflée et d'une couleur rouge violacée tout à fait spéciale. Le genou est mis en flexion forcée. On complète le lavage à l'éther et on fait l'hémostase minutieuse. Suivant l'habitude, la synoviale est complètement suturée à points séparés au catgut. On fait de même pour le tendon rotulien et les ailerons de la rotule. Les parois du trajet et de l'orifice externe sont excisés et le trajet est drainé avec une mèche éthérisée. Le membre est immobilisé dans un appareil plâtré circulaire fenêtré remontant jusqu'au pli inguino-scrotal. Les suites opératoires ont été extrêmement simples et cela est important à signaler par suite de la multiplicité des lésions. Comme le prouve la feuille de température, le malade n'a fait qu'un seul soir 38 degrés et un autre soir 37°8. L'appareil plâtré a été enlevé le vingt et unième jour. Traitement mécanothérapique doux et progressif institué aussitôt. Le trentième jour on avait obtenu la flexion à angle droit.

Observation III

(Due à M. le Dr Barnsby).

Le soldat M... F..., 297ᵉ d'infanterie, a été blessé le 27 juillet 1916, à 10 h. 30, par éclat d'obus. Il s'est présenté à l'ambulance à 13 heures. A son arrivée, on constate une

M. M... Fch... 297e Infanterie. Observation III
DATE
Mois de Juillet 28 29 30 31 Août 1 2 3 4 5 6 7 8 9 10 11 12 13 14 15 16 17
Jours de la maladie
Respir. Pulsat. Temper.
80 180 42°
75 170
70 160 41°
65 150
60 140 40°
55 130
50 120 39°
45 110
40 100 38°
35 90
30 80 37°
25 70
20 60 36°
15 50
10 40 35°
Volume des Urines par 24 heures en Cent. Cubes
Diagnostic   Plaie par éclat de crapouillot de la région externe du genou gauche. Contusion de la cuisse gauche
Observations

plaie borgne pénétrante de la face antéro-externe du genou gauche. Le genou est très douloureux. Tout mouvement est impossible et cependant l'articulation est à peine déformée. L'examen radioscopique dénote la présence d'un éclat assez petit, sorte de lamelle incurvée en accent circonflexe se projetant un peu au-dessous de l'interligne articulaire à son extrémité externe. La localisation en profondeur donne 4,5 centimètres de la face antérieure.

L'intervention a lieu immédiatement sous chloroforme et avec l'écran le 27 juillet, à 13 h. 40. On fait une grande incision en fer à cheval, qui coupe le tendon rotulien et descend un petit peu plus bas en dehors qu'en dedans. Il s'écoule trois cuillerées à soupe environ de liquide hématique déjà louche. Le projectile est trouvé, après plusieurs demandes de contrôle à l'observateur. Il est fixé par son extrémité externe dans la capsule articulaire, par son extrémité profonde dans le plateau tibial externe. Un curetage de la plaie cartilagineuse est nécessaire, on lave à l'éther l'articulation mise en flexion forcée. Après hémostase suivant la technique habituelle, la synoviale est suturée totalement sans drainage. On suture le tendon rotulien et les ailerons de la rotule. On draine les parties molles au niveau de l'orifice d'entrée avec une mèche éthérisée.

Le genou est placé dans un grand plâtre fenêtré, circulaire, immobilisant tout le membre inférieur jusqu'au pli inguino-scrotal. Les suites opératoires ont été particulièrement bonnes comme le démontre la feuille de température qui n'accuse même pas 37°5.

Un seul pansement est fait pour l'ablation des fils et de la mèche. Le plâtre est enlevé le vingt-et-unième jour. Actuellement (30 août 1916), grâce à un traitement mécanothérapique progressif, les mouvements de flexion sont déjà très marqués et le résultat s'annonce comme devant être des meilleurs.

Observation IV

(Due à M. le Dr Barnsby).

Le soldat D... J..., du 106e bataillon de chasseurs à pied, a été blessé le 4 août 1916, à 17 heures, par éclats d'obus. Il est arrivé a l'ambulance le même jour à 20 h. 15. Les symptômes à l'entrée sont : 1° plaies multiples de la cuisse droite ; 2° plaies multiples superficielles de la cuisse gauche ; 3° deux plaies en séton du mollet droit ; 4° plaies multiples des orteils droits ; 5° plaie pénétrante face externe genou droit.

Cette lésion attire toute l'attention, le malade ne se plaint d'ailleurs que de son genou droit, qui est très douloureux. On constate un gros épanchement intra-articulaire.

L'examen radioscopique, fait immédiatement, montre un éclat d'obus inclus dans la face externe du condyle externe. La localisation en profondeur donne 3 centimètres.

L'intervention a lieu immédiatement à 21 heures, sous le contrôle de l'écran et sous chloroforme. L'orifice d'entrée du projectile qui se trouve face externe du genou au-dessus de l'interligne, est largement débridé dans un premier temps.

Il s'écoule aussitôt du liquide synovial et du sang, l'articulation est donc nettement ouverte. On arrive assez facilement sur la perforation osseuse (condyle externe). On extrait le projectile, qui est au fond d'une petite niche. Avec lui sortent de nombreux débris vestimentaires. Dans un second temps, on fait une grande incision en fer à cheval sectionnant le tendon rotulien. On lave l'articulation à l'éther dans la flexion forcée et après hémostase on ferme totalement la synoviale, en ayant soin d'exclure, d'extérioriser pour mieux dire, l'orifice osseux du condyle externe. Cette cavité osseuse après curetage est tamponnée avec une petite mèche qui sort par l'orifice d'entrée préalablement détergé. On suture le tendon rotulien et les ailerons de la

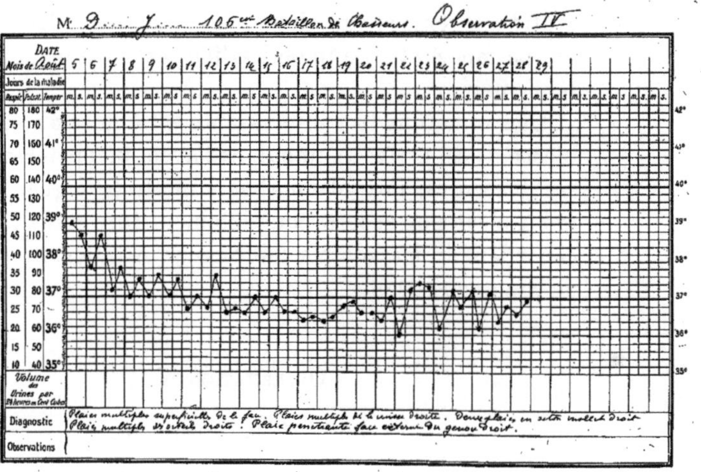

M. D... J... 105ᵐᵉ Bataillon de Chasseurs. Observation IV
DATE
Mois de Août
Jours de la maladie
Respir. Pulsat. Tempér.
Volume des Urines par 24 heures en Cent. Cubes
Diagnostic
Plaies multiples superficielles de la face. Plaies multiples de la cuisse droite. Douze plaies en série mollet droit.
Plaies multiples orteils droits. Plaie pénétrante face externe du genou droit.
Observations

rotule. L'aileron externe est incomplètement suturé de manière à laisser passer la mèche de drainage osseux. La peau est suturée au crin.

Tout le membre inférieur droit est immobilisé dans un grand plâtre circulaire fenêtré. Les suites opératoires ont été excellentes. Un premier pansement a été fait le 12 août pour l'ablation des fils et le changement de la mèche osseuse. Le 20, un second pansement a été fait pour l'ablation de la mèche avec pansement à plat. L'appareil plâtré est enlevé le vingt-et-unième jour. Le genou est en parfait état. La mobilisation est commencée dès le lendemain.

Une remarque très intéressante est à faire au sujet de ce blessé. Il est arrivé à l'ambulance avec, indépendamment de ses blessures, une blennorhagie urétrale aiguë. L'écoulement n'est pas encore complètement tari actuellement, et cependant le malade n'a fait aucune manifestation du côté de son genou droit.

OBSERVATION V

(Due à M. le Dr Barnsby).

Le soldat A... P..., du 23e régiment d'artillerie, blessé le 14 octobre 1916, est amené à l'ambulance six heures après sa blessure ; les lésions constatées à l'entrée sont les suivantes :

1° Plaie borgne à la face interne de la cuisse gauche, au niveau du tiers inférieur, par éclats d'obus ; 2° plaie borgne de la face interne de la jambe gauche au niveau du plateau interne du tibia ; 3° plaie pénétrante de la face interne du genou gauche au niveau de l'interligne, avec forte réaction articulaire.

Le genou est considérablement augmenté de volume et extrêmement douloureux.

L'examen radioscopique fait immédiatement montre :

a) Un éclat petit au niveau de la tubérosité interne du tibia gauche.

b) Un petit éclat en avant du condyle interne du fémur gauche. La localisation en profondeur de ce dernier, qui est mobile au moindre mouvement du genou, donne 3,8 centimètres. Le blessé est opéré à 19 heures avec le contrôle de l'écran et sous chloroforme, soit six heures et demie après la blessure. On fait toujours l'arthrotomie avec large incision en U et section du tendon rotulien. Le lambeau ostéo-cutané étant relevé après section de la synoviale, il s'écoule une très grande quantité de sang. Le petit projectile est trouvé facilement au milieu des caillots avec un gros débris vestimentaire. La perforation de la synoviale a eu lieu sur le bord interne de la rotule. Grand lavage de l'articulation à l'éther après sa mise en flexion forcée. Reconstitution anatomique suivant la technique habituelle, suture de la synoviale sans drainage. Dans un second temps on enlève le projectile situé derrière la tubérosité interne du tibia, projectile qui est intra-articulaire. Le membre est mis dans un appareil plâtré qui, prenant pied et genou, remonte jusqu'au pli inguinal.

Suites opératoires excellentes, la température n'a jamais dépassé 37°8.

OBSERVATION VI

(Due à M. le Dr Barnsby).

Le soldat R... L..., du 11e génie, a été blessé le 25 septembre 1916, à 23 heures, et est entré à l'ambulance le 26, à 1 heure du matin. Blessé par shrapnell.

En examinant ce malade à son arrivée, on constate qu'il présente sept plaies en séton par shrapnell sur les membres inférieurs et en plus quatre plaies borgnes, dont :

1° Une, face plantaire du pied gauche ;

2° Une, face interne de la cuisse droite ;

3º Deux plaies borgnes au niveau de la face interne du genou gauche.

L'examen radiographique, fait immédiatement, montre :

1º Un shrapnell face plantaire du pied gauche ;

2º Un shrapnell face interne cuisse droite ;

3º Un shrapnell libre, mobile dans le genou gauche ;

4º Un shrapnell profondément inclus dans l'épiphyse fémorale inférieure gauche.

Le malade est opéré immédiatement. Il est endormi au chloroforme et placé sur la table radioscopique. Très rapidement on extrait les deux shrapnells : pied gauche et cuisse droite, et on arrive au genou qui attire toute l'attention. Les deux plaies pénétrantes (face interne de ce genou) sont situées en pleine face interne du genou en avant du bord postérieur du condyle interne.

On fait toujours la grande incision en U avec section du tendon rotulien. La branche interne de l'U file un peu plus en arrière que d'habitude, afin de pouvoir passer au niveau des orifices d'entrée. On enlève d'abord la balle qui est incluse dans l'épiphyse fémorale : bien qu'elle soit profonde et incluse au milieu de cette extrémité osseuse, elle est enlevée facilement sous l'écran. Dans un second temps on ouvre la synoviale : il s'écoule du liquide séro-hématique et le shrapnell qui est mobile dans l'articulation tombe dans la main. L'articulation est lavée à l'éther, le genou étant mis en flexion forcée. On procède ensuite à l'hémostase qui est délicate ; en effet, en dedans, la synoviale a été déchiquetée par le projectile et il faut l'exciser largement. Un suintement en nappe nécessite la ligature d'une quantité de petits vaisseaux. On maintient une compresse éthérisée dans l'articulation jusqu'à ce que tous les points séparés de catgut mis sur la synoviale soient passés. Dans cette suture de la synoviale on est arrivé avec peine à extérioriser le trajet osseux au niveau du condyle interne (shrapnell inclus). Ce trajet est tamponné à l'aide d'une mèche à l'ektogan. C'est au-dessus de lui que l'on a suturé totalement la synoviale sans aucun drainage. Les deux orifices d'entrée, avec leur trajet, ont été excisés et le drainage de ces parties molles se trouve naturellement assuré par la mèche intra-osseuse qui dépasse légèrement l'épiphyse.

Le membre est placé dans un grand plâtre circulaire fenêtré au niveau du genou. Le blessé a toujours été apyrétique et n'a jamais présenté aucune complication. Il est actuellement en convalescence. Le plâtre a été laissé en place vingt jours exactement.

OBSERVATION VII

(Due à M. le Dr Robiolis).

X..., entre à l'hôpital mixte de C... le 2 mai 1916.

Il a été blessé, le même jour, à 3 heures du matin.

La fiche de blessure porte : « Plaie en séton par éclat d'obus de l'extrémité inférieure de la cuisse droite. »

On constate deux plaies, produites par le même projectile : l'orifice d'entrée situé à quatre travers de doigt au-dessus de la base de la rotule, l'orifice de sortie qui se trouve en un point diamétralement opposé, à 1 centimètre seulement de la base de l'os. L'articulation du genou est le siège d'un gonflement assez considérable. Le choc rotulien est très net. La pression provoque l'issue de liquide synovial sanguinolent par l'orifice de sortie du projectile.

La radioscopie ne révèle ni projectile inclus, ni lésion osseuse.

L'intervention a lieu le jour même, à 10 heures (sept heures après la blessure). Le chirurgien procède à l'arthrotomie : il trouve des caillots et une sérosité légèrement louche. Il procède alors au lavage sous pression de l'article, au sérum physiologique chaud, cette manœuvre chasse de l'articulation des débris de culotte qui y avaient été entraînés.

Ecouvillonnage soigneux à l'éther.

Puis le chirurgien suture complètement la synoviale sans laisser de drains articulaires.

Le trajet du projectile est débridé sur toute sa longueur, cureté, écouvillonné à l'éther. Un drain y est laissé.

Le membre est complètement immobilisé dans un appareil plâtré, fenêtré, qui tient tout le bassin et tout le membre inférieur droit.

La température est à 38°2 et, le soir de l'opération, à 37°5.

Le lendemain soir, les jours suivants, apyrexie complète.

Le drain est enlevé le sixième jour.

Le 27 mai (vingt-cinq jours après l'intervention), l'appareil plâtré est enlevé : le volume du genou est normal, les plaies sont cicatrisées.

La mobilisation est commencée immédiatement, de façon lente et progressive.

Le 5 juin, les mouvements de flexion atteignent sans douleur 45 degrés; le 10 juin, le blessé quitte l'hôpital, ayant récupéré la presque totalité de ses mouvements.

OBSERVATION VIII

(Due à M. le Dr Sourdel).

R..., Paul, 157°régiment d'infanterie, est blessé le 23 juin 1916 par des éclats de torpille. Il est ramené le soir même à 20 heures à l'ambulance.

Il présente une plaie pénétrante du genou droit par un gros éclat. Le projectile a ouvert l'articulation en avant, du côté interne, rasé le bord interne de la rotule, éraflé le condyle interne, mais n'est pas resté inclus, étant donné son volume.

On constate une grosse hémarthrose.

Le lendemain 24, à 9 heures du matin (seize heures après la blessure), est pratiquée l'arthrotomie large en U.

L'opérateur procède à la cautérisation au thermocautère du trajet du projectile dans les parties molles et d'une petite lésion cartilagineuse du condyle interne. L'articulation est lavée profondément au sérum physiologique très chaud, puis refermée, la synoviale complètement close.

Les divers plans anatomiques sont suturés systématiquement, deux petits drains latéraux sont glissés sous la peau. Le membre est mis dans un plâtre de Callot.

La température est oscillante, mais ne dépasse jamais 38°5. On constate une légère tuméfaction des plans superficiels qui suppurent peu.

Le 12 juillet (dix-neuf jours après la blessure), la température est normale, le plâtre est enlevé et l'on constate la possibilité de légers mouvements passifs indolores de l'articulation. On peut soulever le genou à 7 centimètres du plan du lit sans que le talon quitte ce dernier.

Note. — L'arthrotomie en U avec fermeture de la synoviale n'a été pratiquée ici que dix-sept heures après la blessure. Pourtant les résultats ont été favorables, parce que le projectile n'était pas resté inclus.

Nous constatons ici une réaction inflammatoire des parties molles péri-articulaires, malgré la cautérisation du trajet au thermocautère.

Il semble que cette réaction est évitée avec l'abrasion nette aux ciseaux. (Obs. I à VI.)

CONCLUSIONS

I. — L'ambulance chirurgicale de l'avant, bien outillée et pourvue de son organisation radiologique complète, est le centre de choix où doivent être traités les genoux, au même titre que les ventres.

II. — Le transport rapide et l'intervention immédiate sont aussi urgents pour les plaies articulaires du genou que pour les blessures pénétrantes de l'abdomen.

III. — L'opération de choix, dans le cas de plaies articulaires fraîches du genou avec projectile inclus, sans lésions osseuses, ou avec lésions osseuses minimes, est l'arthrotomie large en U avec fermeture de la synoviale sans drainage — véritable laparotomie du genou.

IV. — En procédant ainsi, on fera plus que sauver la vie et le membre du blessé : on lui rendra rapidement la fonction de ce membre. Plusieurs de nos observations montrent, en effet, que le retour fonctionnel *ad integrum* a presque toujours été obtenu.

V. — Dans les cas de plaies articulaires avec gros fracas osseux, dans les cas de plaies articulaires anciennes avec arthrite purulente, tous les procédés peuvent être bons, à l'exclusion de celui que nous avons décrit.

NOTE

Cette thèse a été écrite dans notre poste de secours de bataillon. Aussi, n'avons-nous pu nous livrer à aucune recherche bibliographique ; nous nous sommes restreints forcément aux données que nous avons pu obtenir, aux observations que nous avons recueillies dans les ambulances voisines des secteurs occupés successivement par notre Corps.

TABLE DES MATIÈRES

Lyon. — Imprimerie A. REY, 4, rue Gentil. — 72552